42 kraftvolle Saftrezepte gegen Krebs:

Zur natürlichen Abwehr und Behandlung von Krebs durch die Zufuhr von Vitaminen und Mineralien, die dein Körper in diesem Kampf benötigt

Von

Joe Correa CSN

COPYRIGHT

Diese Veröffentlichung dient dazu fehlerfreie und zuverlässige Informationen zu dem auf dem Cover abgedruckten Thema zu liefern. Es wird mit der Einstellung verkauft, dass weder der Autor noch der Herausgeber befähigt sind, medizinische Ratschläge zu erteilen. Wenn medizinischer Rat oder Beistand notwendig sind, konsultieren Sie einen Arzt. Dieses Buch ist als Ratgeber konzipiert und sollte in keinster Weise zum Nachteil Ihrer Gesundheit gereichen. Konsultieren Sie einen Arzt, bevor Sie mit diesen Ernährungsplan beginnen, um zu gewährleisten, dass er das Richtige für Sie sind.

DANKSAGUNG

Dieses Buch ist meinen Freunden und meiner Familie gewidmet, die leichtere oder ernstere Krankheiten hatten. Sie sollen eine Lösung für Ihre Probleme finden und die erforderlichen Veränderungen in Ihrem Leben einleiten.

42 kraftvolle Saftrezepte gegen Krebs:

Zur natürlichen Abwehr und Behandlung von Krebs durch die Zufuhr von Vitaminen und Mineralien, die dein Körper in diesem Kampf benötigt

Von

Joe Correa CSN

INHALT

ÜBER DEN AUTOR

Nach Jahren der Nachforschung glaube ich ernsthaft an die positiven Auswirkungen, die Ernährung auf Körper und Geist haben kann. Mein Wissen und meine Erfahrung hat mir geholfen, gesünder über die Jahre zu kommen und an meine Familie und Freunde weiterzugeben. Je mehr du über gesundes Essen und Trinken weißt, desto schneller willst du deine Lebens- und Essensgewohnheiten ändern.

Ernährung ist ein wichtiger Bestandteil von einem gesunden und langen Leben. Also fang heute damit an. Der erste Schritt ist immer der wichtigste und bedeutendste.

EINLEITUNG

42 kraftvolle Saftrezepte gegen Krebs: Zur natürlichen Abwehr und Behandlung von Krebs durch die Zufuhr von Vitaminen und Mineralien, die dein Körper in diesem Kampf benötigt

Von Joe Correa CSN

Etwa 10-12 Millionen Menschen erkranken jedes Jahr an Krebs. Darum gehört Krebs zu den häufigsten Todesarten der modernen Welt. In den vergangenen Jahrzehnten hat Krebs epidemische Ausmaße angenommen und betrifft etwa einen von zwei Männern und eine von drei Frauen. Mit 7-8 Millionen Todesopfern jährlich kann ich zurecht behaupten, dass der Kampf gegen Krebs eine wichtige Priorität darstellen sollte.

Einige Statistiken sagen, dass Brustkrebs bei Frauen und Lungenkrebs bei Männern die beiden häufigsten Krebsarten der Welt sind.

Eine der Hauptgründe für diese Krankheit ist unser moderner Lebensstil, der uns verschiedenen Toxinen, Krebs erregenden Substanzen und Stress aussetzt. Aber der wichtigste Grund für die meisten Menschen ist unsere ungesunde Ernährung. Der Mangel an den grundlegenden

Nährstoffen schwächt unser Immunsystem, was wiederum zu ernsthaften und langfristigen Gesundheitsschäden führt und eventuell Krebs verursacht. Das meiste Essen steckt voller künstlicher Geschmacksverstärker, Farbstoffen, Zusatzstoffen, Stabilisatoren und Präservativen. Obwohl einige dieser Substanzen harmlos sind, sind viele extrem toxisch und kann unserem Organismus wichtige Nährstoffe entziehen. Obwohl die meisten Menschen diese Fakten kennen, finden sie dennoch nicht genügend Zeit, um ihre Mahlzeiten zu planen. Darum wird Fast Food immer beliebter.

Aus diesen Gründen sollten Säfte deine erste Wahl sein, wenn es darum geht Krebs zu bekämpfen und fernzuhalten. Sie erfordern kaum Zeit, aber versorgen dich mit einer erstaunlichen Anzahl an Nährstoffen, die dein Körper braucht, um dein Immunsystem zu stärken und das Krebsrisiko zu senken. Diese Krebs abwendenden Saftrezepte wurden erstellt, um dich innerhalb weniger Minuten mit den wichtigsten Nährstoffen zu versorgen. Versuche sie und sehe selbst, welchen Unterschied sie in deinem Leben ausmachen!

42 KRAFTVOLLE SAFTREZEPTE GEGEN KREBS: ZUR NATÜRLICHEN ABWEHR UND BEHANDLUNG VON KREBS DURCH DIE ZUFUHR VON VITAMINEN UND MINERALIEN, DIE DEIN KÖRPER IN DIESEM KAMPF BENÖTIGT

1.   Süßkartoffel Karotte Saft

Zutaten:

2 große Karotten

1 kleine Süßkartoffel, geschält

2 mittelgroße grüne Äpfel, entkernt

1 große Orange, geschält

¼ TL Kürbiskuchengewürz

Zubereitung:

Vermenge alle Zutaten außer dem Kürbiskuchengewürz in einem Entsafter und verarbeite sie zu Saft.

Verteile den Saft auf Gläser und füge einige Eiswürfel bei.

Bestreue mit etwas Kürbiskuchengewürz und serviere.

Nährwertangabe pro Portion: Kcal: 147, Protein: 2,1g, Kohlenhydrate: 35,4g, Fette: 0,1g

2.   Ingwer Chia Saft

Zutaten:

3 große Karotten

2 große Äpfel, entkernt

½ TL Ingwer, gemahlen

1 EL Chiasamen

Zubereitung:

Vermenge alle Zutaten außer den Chiasamen in einem Entsafter und verarbeite sie zu Saft.

Verteile den Saft in Gläser und füge einige Eiswürfel bei. Bestreue vor dem Servieren mit Chiasamen für zusätzliche Nährstoffe. Genieße!

Nährwertangabe pro Portion: Kcal: 177, Protein: 3,2g, Kohlenhydrate: 28,4g, Fette: 4,6g

3.   Kohl Kürbis Saft

Zutaten:

¼ Tasse frischer Kohl

½ gelber Kürbis, geschält

1 mittelgroßer Broccoli

1 großer Apfel, entkernt

¼ Tasse frischer Spinat

4 kleine Karotten

Zubereitung:

Vermenge alle Zutaten in einem Entsafter und verarbeite sie zu Saft.

Verteile den Saft in Gläser und füge einige Eiswürfel bei. Serviere im Anschluss.

Nährwertangabe pro Portion: Kcal: 81, Protein: 2,3g, Kohlenhydrate: 18,4g, Fette: 0,2g

4.   Wassermelonensaft

Zutaten:

1 Tasse Wassermelone, geschält und entkernt

1 Tasse Ananas, geschält

½ große Zitrone, geschält

½ TL Ingwer, gemahlen

Zubereitung:

Vermenge alle Zutaten in einem Entsafter und verarbeite sie zu Saft.

Verteile den Saft in Gläser und füge einige Eiswürfel bei. Serviere im Anschluss!

Nährwertangabe pro Portion: Kcal: 41, Protein: 1,4g, Kohlenhydrate: 10,2g, Fette: 0,1g

5. Cancun Saft

Zutaten:

½ Tasse frischer Kohl

1 große Limette, geschält

1 große Gurke

1 Selleriestange

1 kleine Jalapeno Peperoni, entkernt

Zubereitung:

Vermenge alle Zutaten in einem Entsafter und verarbeite sie zu Saft. Füge Kokoswasser bei, wenn es zu würzig ist.

Verteile den Saft in Gläser und füge einige Eiswürfel bei.

Serviere im Anschluss.

Nährwertangabe pro Portion: Kcal: 171, Protein: 3,2g, Kohlenhydrate: 47,3g, Fette: 1,3g

6.   Brauner Leinsamensaft

Zutaten:

2 große Karotten

½ Tasse frischer Spinat

2 EL frische Petersilie

2 große Äpfel, entkernt

¼ TL Ingwer, gemahlen

1 EL Leinsamen

Zubereitung:

Vermenge alle Zutaten in einem Entsafter außer den Leinsamen. Verarbeite sie zu Saft.

Verteile den Saft in Gläser und füge einige Eiswürfel bei.

Bestreue mit Leinsamen und serviere!

Nährwertangabe pro Portion: Kcal: 119, Protein: 4,3g, Kohlenhydrate: 62,2g, Fette: 2,3g

7.   Zitrone Kohl Saft

Zutaten:

½ Tasse frischer Kohl

1 Zitrone, geschält

2 große grüne Äpfel, entkernt

1 große Birne, entkernt

Zubereitung:

Vermenge alle Zutaten in einem Entsafter und verarbeite sie zu Saft.

Verteile den Saft in Gläser und füge vor dem Servieren einige Eiswürfel bei.

Genieße!

Nährwertangabe pro Portion: Kcal: 120, Protein: 3,2g, Kohlenhydrate: 62,5g, Fette: 1,2g

8.   Broccoli Saft

Zutaten:

1 Tasse Broccoli

2 große Orangen, geschält

1 große Gurke, geschält

1 große Karotte

Zubereitung:

Vermenge alle Zutaten in einem Entsafter und verarbeite sie zu Saft.

Verteile den Saft in Gläser und füge einige Eiswürfel bei.

Serviere im Anschluss!

Nährwertangabe pro Portion: Kcal: 68, Protein: 2,3g, Kohlenhydrate: 19,7g, Fette: 0,1g

9.   Blattkohl Saft

Zutaten:

½ Tasse Blattkohl

½ TL Ingwer, gemahlen

1 große Gurke

¼ Tasse frische Petersilie

1 großer Apfel, entkernt

Zubereitung:

Vermenge alle Zutaten in einem Entsafter und verarbeite sie zu Saft.

Verteile den Saft in Gläser und füge einige Eiswürfel bei.

Serviere im Anschluss.

Nährwertangabe pro Portion: Kcal: 96, Protein: 3,1g, Kohlenhydrate: 28,7g, Fette: 1,2g

10.   Fenchel-Mandarinen-Saft

Zutaten:

1 großer Fenchel

½ Tasse frischer Kohl

1 großer grüner Apfel, entkernt

4 Mandarinen, geschält

Zubereitung:

Gib alle Zutaten in einen Entsafter und verarbeite sie zu Saft.

Verteile den Saft in Gläser und füge einige Eiswürfel bei oder stelle ihn vor Genuss in den Kühlschrank.

Nährwertangabe pro Portion: Kcal: 121, Protein: 4,3g, Kohlenhydrate: 31,3g, Fette: 1,3g

11.   Grüner Traubensaft

Zutaten:

1 Tasse grüne Trauben

2 große Gurken

1 große Birne, entkernt

1 Limette, geschält

Zubereitung:

Vermenge alle Zutaten in einem Entsafter und verarbeite sie zu Saft.

Verteile den Saft in Gläser und stelle sie 30 Minuten vor dem Servieren in den Kühlschrank.

Nährwertangabe pro Portion: Kcal: 113, Protein: 18,3g, Kohlenhydrate: 31,3g, Fette: 0,1g

12.   Wasserkresse Saft

Zutaten:

½ Tasse Wasserkresse

2 große grüne Äpfel, entkernt

1 große Zitrone, geschält

1 große Limette, geschält

Zubereitung:

Vermenge alle Zutaten außer die Chiasamen in einem Entsafter und verarbeite sie zu Saft.

Verteile den Saft in Gläser und füge einige Eiswürfel bei.

Serviere im Anschluss.

Nährwertangabe pro Portion: Kcal: 101, Protein: 17,2g, Kohlenhydrate: 28,8g, Fette: 0,2g

13.   Ananas-Cantaloup-Saft

Zutaten:

1 Tasse Cantaloupe-Melone, geschält

½ Ananas, geschält

2 große grüne Äpfel, entkernt

½ Tasse frischer Kohl

Zubereitung:

Vermenge alle Zutaten in einem Entsafter und verarbeite sie zu Saft.

Verteile den Saft in Gläser und füge einige Eiswürfel bei oder stelle sie vor dem Servieren 30 Minuten in den Kühlschrank.

Nährwertangabe pro Portion: Kcal: 115, Protein: 1,2g, Kohlenhydrate: 28,8g, Fette: 1,2g

14. Radieschen Fenchel Saft

Zutaten:

6 mittelgroße Radieschen

1 kleine Fenchel

1 große Orange, geschält

5 große Selleriestangen

1 große Gurke

Zubereitung:

Vermenge alle Zutaten in einem Entsafter und verarbeite sie zu Saft.

Verteile den Saft in Gläser und stelle sie vor dem Servieren kurz in den Kühlschrank.

Nährwertangabe pro Portion: Kcal: 110, Protein: 6,1g, Kohlenhydrate: 28,7g, Fette: 1,2g

15. Mangold-Basilikum-Saft

Zutaten:

½ Tasse Mangold

½ Tasse frischer Basilikum

1 große Limette, geschält

2 große grüne Äpfel, entkernt

¼ Tasse frische Minze

Zubereitung:

Vermenge alle Zutaten in einem Entsafter und verarbeite sie zu Saft.

Verteile den Saft in Gläser und füge einige Eiswürfel bei oder stelle sie vor dem Genuss in den Kühlschrank.

Nährwertangabe pro Portion: Kcal: 114, Protein: 2,3g, Kohlenhydrate: 30,4g, Fette: 0,2g

16.   Grünkohl Saft

Zutaten:

½ Tasse Grünkohl

4 Selleriestangen

1 großer grüner Apfel, entkernt

3 große Karotten

1 große Zitrone, geschält

1 EL flüssiger Honig

Zubereitung:

Vermenge alle Zutaten in einem Entsafter und verarbeite sie zu Saft.

Verteile den Saft in Gläser und stelle sie 20 Minuten vor dem Servieren in den Kühlschrank.

Nährwertangabe pro Portion: Kcal: 162, Protein: 3,1g, Kohlenhydrate: 39,3g, Fette: 0,1g

17.   Traube-Rosmarin-Saft

Zutaten:

3 große Trauben, geschält

3 große Orangen, geschält

1 große Zitrone, geschält

½ TL frischer Rosmarin

Zubereitung:

Vermenge alle Zutaten in einem Entsafter und verarbeite sie zu Saft.

Verteile den Saft in Gläser und füge einige Eiswürfel bei.

Bestreue mit frischem Rosmarin und serviere im Anschluss!

Nährwertangabe pro Portion: Kcal: 140, Protein: 3,4g, Kohlenhydrate: 37,6g, Fette: 0,1g

18.   Erdbeere-Pfirsich-Saft

Zutaten:

3 große Pfirsiche, entkernt

1 Tasse Erdbeeren

1 großer grüner Apfel, entkernt

¼ TL Ingwer, gemahlen

Zubereitung:

Vermenge alle Zutaten in einem Entsafter und verarbeite sie zu Saft.

Verteile den Saft in Gläser und füge einige Eiswürfel bei oder stelle sie vor dem Servieren 1 Stunde in den Kühlschrank.

Nährwertangabe pro Portion: Kcal: 64, Protein: 1,2g, Kohlenhydrate: 18,3g, Fette: 0,1g

19.   Koriander Saft

Zutaten:

½ Tasse Koriander

3 Selleriestangen

1 großer grüner Apfel, entkernt

1 große Zitrone, geschält

½ TL Ingwer, gemahlen

Zubereitung:

Vermenge alle Zutaten außer dem Ingwer in einem Entsafter.

Verarbeite sie zu Saft und verteile den Saft in Gläser und rühre den Ingwer ein.

Füge einige Eiswürfel bei und serviere im Anschluss.

Nährwertangabe pro Portion: Kcal: 73, Protein: 2,2g, Kohlenhydrate: 26,7g, Fette: 0,1g

20.   Granatapfel-Kohl-Saft

Zutaten:

½ Tasse Granatapfelkerne

½ Tasse frischer Kohl

1 großer grüner Apfel, entkernt

¼ TL Ingwer, gemahlen

3-4 frische Minzeblätter

Zubereitung:

Vermenge Granatapfelkerne, Kohl, Minze, und Apfel in einem Entsafter und verarbeite sie zu Saft.

Verteile den Saft in Gläser und rühre den Ingwer ein und gib zusätzliche Granatapfelkerne dazu, wenn du möchtest.

Füge einige Eiswürfel bei und serviere im Anschluss.

Nährwertangabe pro Portion: Kcal: 143, Protein: 6,2g, Kohlenhydrate: 41,2g, Fette: 2,4g

21.   Tomate-Knoblauch-Saft

Zutaten:

2 große Tomaten, halbiert

2 Knoblauchzehen, geschält

3 große Gurken

1 große Spitzpaprika, entkernt

1 kleine Schalotte

1 große Limette, geschält

¼ Tasse frische Koriander

Zubereitung:

Vermenge alle Zutaten in einem Entsafter und verarbeite sie zu Saft.

Verteile den Saft in Gläser und füge einige Eiswürfel bei oder stelle sie kurz vor dem Servieren in den Kühlschrank.

Nährwertangabe pro Portion: Kcal: 109, Protein: 6,4g, Kohlenhydrate: 38,5g, Fette: 1,2g

22.   Ananas-Karotte-Saft

Zutaten:

1 Tasse Ananas, geschält

2 große Karotten

½ Tasse Wasserkresse

1 große Zitrone, geschält

¼ TL Ingwerwurzel

Zubereitung:

Vermenge alle Zutaten in einem Entsafter und verarbeite sie zu Saft.

Verteile den Saft in Gläser und genieße!

Nährwertangabe pro Portion: Kcal: 101, Protein: 3,1g, Kohlenhydrate: 34,2g, Fette: 1,1g

23.   Erdbeere-Kiwi-Saft

Zutaten:

2 Kiwis, geschält

1 große Gurke

1 Tasse frische Erdbeeren

1 kleine Limette, geschält

2 EL frische Minze

Zubereitung:

Vermenge alle Zutaten in einem Entsafter und verarbeite sie zu Saft.

Verteile den Saft in Gläser und stelle sie in den Kühlschrank, bis du sie brauchst.

Nährwertangabe pro Portion: Kcal: 91, Protein: 3,1g, Kohlenhydrate: 29,9g, Fette: 0,9g

24. Apfel Chia Saft

Zutaten:

1 großer roter Apfel, entkernt

1 große Zitrone, geschält

1 große Spitzpaprika, entkernt

3 EL Chiasamen

Zubereitung:

Vermenge Apfel, Zitrone und Spitzpaprika und gib alles in einen Entsafter.

Verarbeite sie zu Saft und rühre die Chiasamen ein.

Lass ihn 15 Minuten stehen, damit er eindickt und rühre vor dem Genuss gut um.

Nährwertangabe pro Portion: Kcal: 135, Protein: 4,2g, Kohlenhydrate: 31,3g, Fette: 6,2g

25. Würziger Traubensaft

Zutaten:

1 großer Kiwi, geschält

½ mittelgroße Grapefruit, geschält

1 große Zitrone, geschält

3 Selleriestangen

¼ TL Ingwer, gemahlen

¼ TL Cayennepfeffer, gemahlen

Handvoll Wasserkresse

Zubereitung:

Vermenge Kiwi, Grapefruit, Zitrone, Sellerie und Wasserkresse in einem Entsafter und verarbeite sie zu Saft.

Verteile den Saft in Gläser und rühre den Ingwer und Cayennepfeffer ein.

Genieße!

Nährwertangabe pro Portion: Kcal: 61, Protein: 2,1g, Kohlenhydrate: 20,4g, Fette: 1,1g

26.   Kurkuma-Gurke-Saft

Zutaten:

1 große Gurke

1 Tasse Ananas, gewürfelt

3 Selleriestangen

½ Tasse frischer Spinat

¼ TL Ingwer, gemahlen

¼ TL Kurkuma, gemahlen

Zubereitung:

Vermenge alle Zutaten außer Ingwer und Kurkuma in einem Entsafter.

Verarbeite sie zu Saft und verteile den Saft in Gläser. Rühre Kurkuma und Ingwer ein und serviere.

Nährwertangabe pro Portion: Kcal: 109, Protein: 3,3g, Kohlenhydrate: 61,2g, Fette: 1,3g

27. Zucchini Roma Saft

Zutaten:

2 mittelgroße Zucchini

1 Knoblauchzehe, geschält

6 Spargelstangen

3 Romatomaten

4 große Karotten

Zubereitung:

Vermenge alle Zutaten in einem Entsafter und verarbeite sie zu Saft.

Verteile den Saft in Gläser und genieße ihn im Anschluss.

Nährwertangabe pro Portion: Kcal: 92, Protein: 5,4g, Kohlenhydrate: 27,3g, Fette: 0,9g

28.   Zimt-Chia-Saft

Zutaten:

1 EL Chiasamen

1 großer Apfel, entkernt

1 Tasse frischer Spinat

¼ TL Zimt, gemahlen

Zubereitung:

Vermenge Apfel und Spinat in einem Entsafter und verarbeite sie zu Saft.

Verteile den Saft in Gläser und rühre Zimt und Chiasamen unter.

Stelle ihn 20 Minuten zur Seite, damit er eindicken kann und serviere.

Nährwertangabe pro Portion: Kcal: 121, Protein: 4,3g, Kohlenhydrate: 27,8g, Fette: 5,3g

29. Grüner Kokosnusssaft

Zutaten:

1 große Limette, geschält

60ml Kokoswasser

5 kleine Selleriestangen

¼ Tasse frische Minze

¼ Tasse frischer Spinat

Zubereitung:

Vermenge Limette, Sellerie, Spinat und Minze in einem Entsafter und verarbeite sie zu Saft.

Verteile den Saft in Gläser und rühre Kokoswasser unter. Stelle sie vor dem Servieren 20 Minuten in den Kühlschrank.

Nährwertangabe pro Portion: Kcal: 45, Protein: 2,2g, Kohlenhydrate: 16,8g, Fette: 1,6g

30.   Blumenkohl-Broccoli-Saft

Zutaten:

2 Tassen Blumenkohl, gewürfelt

1 Tasse frischer Broccoli

4 große Karotten

1 großer grüner Apfel, entkernt

1 TL Ingwerwurzel

Zubereitung:

Vermenge alle Zutaten in einem Entsafter und verarbeite sie zu Saft.

Verteile den Saft in Gläser und garniere mit Minze oder füge Eiswürfel zur Abkühlung bei.

Genieße!

Nährwertangabe pro Portion: Kcal: 136, Protein: 6,3g, Kohlenhydrate: 42,8g, Fette: 1,2g

31.   Eis-Grün-Saft

Zutaten:

1 mittlere Gurke

1 große Birne, entkernt

3 große Karotten

1 große Zitrone, geschält

¼ Tasse frische Minze

½ Tasse Broccoli

1 TL Ingwerwurzel

½ TL Grüner Tee Pulver

40ml Wasser

Zubereitung:

Vermenge Gurke, Birne, Karotten, Zitrone, Minze, Ingwer und Broccoli in einem Entsafter und verarbeite sie zu Saft.

Vermische in Gläsern Wasser mit grünem Tee und gib den Saft dazu.

Rühre mit einem Löffel um und füge einige Eiswürfel bei. Serviere im Anschluss.

Nährwertangabe pro Portion: Kcal: 141, Protein: 5,5g, Kohlenhydrate: 45,7g, Fette: 0,9g

32.   Orange Grüner Saft

Zutaten:

2 große Orangen, geschält

½ Tasse frischer Broccoli, gewürfelt

3 große Karotten

4 Blattkohlblätter

4 frische Kohlblätter

1 Knoblauchzehe, geschält

Zubereitung:

Vermenge alle Zutaten in einem Entsafter und verarbeite sie zu Saft.

Verteile den Saft in Gläser und serviere im Anschluss.

Nährwertangabe pro Portion: Kcal: 171, Protein: 9,2g, Kohlenhydrate: 43,3g, Fette: 2,3g

33.   Orange-Honig-Saft

Zutaten:

2 große Orangen, geschält

½ Tasse Trauben, gewürfelt

3-4 frische Kohlblätter

1 TL flüssiger Honig

¼ TL Ingwer, gemahlen

Zubereitung:

Vermenge Orangen, Trauben und Kohl in einem Entsafter und verarbeite sie zu Saft.

Verteile den Saft in Gläser und rühre den Honig und Ingwer ein.

Serviere im Anschluss.

Nährwertangabe pro Portion: Kcal: 128, Protein: 7,3g, Kohlenhydrate: 34,5g, Fette: 1,1g

34.   Süßkartoffel-Ingwer-Saft

Zutaten:

2 mittlere Süßkartoffeln, geschält

1 große Pfirsich, entkernt und halbiert

¼ TL Ingwer, gemahlen

¼ TL Zimt, gemahlen

Zubereitung:

Vermenge Kartoffeln und Pfirsich in einem Entsafter und verarbeite sie zu Saft.

Verteile den Saft in Gläser und rühre Ingwer und Zimt unter.

Serviere im Anschluss.

Nährwertangabe pro Portion: Kcal: 159, Protein: 5,2g, Kohlenhydrate: 50,1g, Fette: 0,9g

35. Erdbeere-Tomate-Saft

Zutaten:

1 Tasse frische Erdbeeren

2 große Tomaten

2 große Karotten

1 große Orange, geschält

1 große Spitzpaprika, entkernt

Zubereitung:

Vermenge alle Zutaten in einem Entsafter und verarbeite sie zu Saft.

Verteile den Saft in Gläser und stelle den Saft 30 Minuten vor dem Servieren in den Kühlschrank.

Nährwertangabe pro Portion: Kcal: 104, Protein: 3,9g, Kohlenhydrate: 31,2g, Fette: 1,1g

36. Orange-Kurkuma-Saft

Zutaten:

1 große orange Spitzpaprika, entkernt

1 große Orange, geschält

1 große Karotte

1 große Zitrone, geschält

1 kleine Gurke

¼ TL Kurkuma, gemahlen

Zubereitung:

Vermenge alle Zutaten außer Kurkuma in einem Entsafter und verarbeite sie zu Saft.

Verteile den Saft in Gläser und rühre Kurkuma ein. Serviere im Anschluss.

Nährwertangabe pro Portion: Kcal: 152, Protein: 4,2g, Kohlenhydrate: 48,1g, Fette: 1,3g

37.   Rucola Saft

Zutaten:

1 Tasse frischer Rucola

1 große Zitrone, geschält

1 große Limette, geschält

1 große Orange, geschält

1 große Kiwi, geschält

1 kleine Gurke

Zubereitung:

Vermenge alle Zutaten in einem Entsafter und verarbeite sie zu Saft.

Verteile den Saft in Gläser und serviere im Anschluss.

Nährwertangabe pro Portion: Kcal: 192, Protein: 3,1g, Kohlenhydrate: 31,6g, Fette: 0,9g

38.   Mangosaft

Zutaten:

1 große Mango, geschält

1 große Gurke

½ Tasse frischer Spinat

40ml Kokos, gerieben

Zubereitung:

Vermenge Mango, Gurke und Spinat in einem Entsafter und verarbeite sie zu Saft.

Verteile den Saft in Gläser und rühre die geriebene Kokosnuss ein.

Stelle den Saft vor dem Servieren 1 Stunde in den Kühlschrank.

Nährwertangabe pro Portion: Kcal: 68, Protein: 1,9g, Kohlenhydrate: 20,1g, Fette: 0,5g

39. Pak Choi Lauch Saft

Zutaten:

1 mittlerer Lauch

1 kleiner Baby Pak Choi

¼ Tasse frischer Basilikum

1 großer grüner Apfel, entkernt

2 große Karotten

4-5 frische Kohlblätter

Zubereitung:

Vermenge alle Zutaten in einem Entsafter und verarbeite sie zu Saft.

Verteile den Saft in Gläser und stelle sie vor dem Servieren in den Kühlschrank.

Nährwertangabe pro Portion: Kcal: 169, Protein: 2,3g, Kohlenhydrate: 46,2g, Fette: 1,9g

40. Erdbeere-Kohl-Saft

Zutaten:

2 Tassen frische Erdbeeren

1 großer grüner Apfel, entkernt

1 große Gurke

4-5 frische Kohlblätter

Zubereitung:

Vermenge alle Zutaten in einem Entsafter und verarbeite sie zu Saft.

Verteile den Saft in Gläser und serviere im Anschluss.

Nährwertangabe pro Portion: Kcal: 184, Protein: 7,7g, Kohlenhydrate: 49,5g, Fette: 2,1g

41. Thai Cantaloupe-Melone Saft

Zutaten:

1 Tasse Cantaloupe-Melone, geschält

1 kleiner Kopf Romanasalat

1 EL Kokosnuss, gerieben

½ Tasse frischer Basilikum

1 große Gurke

Zubereitung:

Vermenge alle Zutaten in einem Entsafter und verarbeite sie zu Saft.

Verteile den Saft in Gläser und serviere im Anschluss.

Nährwertangabe pro Portion: Kcal: 112, Protein: 2,3g, Kohlenhydrate: 22,6g, Fette: 1,1g

42.   Ingwer-Rote Beete-Saft

Zutaten:

2 große Rote Beete, geputzt

1 große Gurke

1 großer roter Apfel, entkernt

1 große Limette, geschält

¼ TL Ingwer, gemahlen

Zubereitung:

Vermenge alle Zutaten außer Ingwer in einem Entsafter und verarbeite sie zu Saft.

Verteile den Saft in Gläser und rühre Ingwer ein. Stelle den Saft vor dem Servieren 1 Stunde in den Kühlschrank.

Nährwertangabe pro Portion: Kcal: 109, Protein: 2,8g, Kohlenhydrate: 33,6g, Fette: 0,7g

WEITERE WERKE DES AUTORS

70 Effektive Rezepte um Übergewicht vorzubeugen und zu bekämpfen: Verbrenne zügig Kalorien mit gesunder und smarter Ernährung

Von

Joe Correa CSN

48 Rezepte um Akne zu bekämpfen: Der schnelle und natürliche Weg deine Akne-Probleme in 10 oder weniger Tagen zu beheben!

Von

Joe Correa CSN

41 Rezepte um Alzheimer vorzubeugen: Reduziere das Alzheimerrisiko auf natürliche Wege!

Von

Joe Correa CSN

70 Effektive Rezepte gegen Brustkrebs: Beuge Brustkrebs vor und bekämpfe ihn mit smarter Ernährung und kraftvollem Essen

Von

Joe Correa CSN

www.ingramcontent.com/pod-product-compliance
Lightning Source LLC
Chambersburg PA
CBHW051040030426
42336CB00015B/2963